Ketogene Ernährung

Abnehmen ohne Sport

1. Auflage 2017

Meine Empfehlung

Um dir mehr Infos als in diesem Buch zu bieten, empfehle ich dir nachfolgend eine **Webseite** auf der du 2 Fragen zum Thema Abnehmen **komplett kostenlos** beantwortet bekommst.

Klicke hierzu einfach jetzt auf den nachfolgenden Link und stelle dort deine 2 Fragen:

http://www.erfolgreiche-fettverbrennung.de/u1/

Inhaltsverzeichnis

Einleitung

Liebe Leserin,
lieber Leser,

zu Beginn möchte ich mich bei Dir für den Kauf dieses Buches bedanken. Mein Name ist Marvin und ich begleite Dich durch dieses außergewöhnliche Buch.

Die ketogene Ernährung ist eine extreme Form der Low Carb Diät. Die Kohlenhydrate werden dabei noch stärker reduziert, als bei herkömmlichen Low Carb Diäten. Bei der ketogenen Ernährung nimmst du höchstens 50 Gramm Kohlenhydrate pro Tag zu dir. Zudem erhöhst du den Anteil an Eiweißen und Fetten, welchen du täglich zu dir nimmst.

Kohlenhydrate benötigt dein Körper zur Aufrechterhaltung wichtiger Körperfunktionen. Vor allem das Gehirn ist auf die ständige Zufuhr von Kohlenhydraten (Glukose) angewiesen. Bei einer Diät oder beim Hungern fehlen dem Körper oft Kohlenhydrate, da viele Diäten eine Reduzierung der täglichen Kohlenhydrataufnahme festlegen. Werden keine bzw. wenige Kohlenhydrate gegessen, greift der Körper die Glykogenvorräte in der Leber an. Glykogen ist eine Speicherform der Kohlenhydrate. Wenn diese Glykogenvorräte verbraucht sind, schaltet der Körper in den Hungerstoffwechsel (kataboler Zustand). Er beginnt seine Fettvorräte anzugreifen. In der Leber werden die Fettsäuren in sogenannte Ketonkörper umgebaut und diese Ketonkörper kann der Körper jetzt als Ersatz für Glukose verwenden.

Ärzte setzen diese starkkohlenhydratreduzierte Ernährungsform bei verschiedenen Erkrankungen therapeutisch ein. So wurden schon gute Erfolge bei Epilepsie erzielt und auch gegen die Alzheimer-Erkrankungen soll die ketogene Diät wirksam sein. Für den stark Übergewichtigen hat diese Ernährungsform eine starke Gewichtsabnahme zur Folge, da der Körper aufgrund geleertem Glykogenvorrat beginnt, die Fettreserven anzugreifen.

Kapitel 1.1:
Was passiert bei einer ketogenen Ernährung im Körper?

Wenn du schon jemals eine Fastenkur gemacht hast, kennst du das vielleicht: Anfangs fühlst du dich nicht sehr wohl. Der Körper schreit nach Nahrung und wenn er diese nicht bekommt, macht sich der Mangel an Kohlenhydraten sehr schnell bemerkbar. Wenn du allerdings ein paar Tage durchhältst, erlebst du plötzlich ein ganz anderes Gefühl. Du fühlst dich gut, fast euphorisch und der Rest der Fastenkur scheinst du wie auf Wolken zu schweben.

Anfangs benutzt dein Körper die Glykogenvorräte, um die notwendige Energie für deinen Körper bereitzustellen. Nach ein paar Tage gehen diese zu Ende und der Körper sucht nach neuen Energiequellen. Er beginnt, die Fettsäuren in Ketonkörper umzuwandeln, um somit eine neue Energiequelle herzustellen. Diese ist dann ein Ersatz für Glykogen. Diesen Zustand, also wenn der Körper Fettsäuren anstatt Kohlenhydrate als Energiequelle nutzt, nennt man Ketose. Dabei setzt dein Körper auch Stoffe frei, die starke Glücksgefühle erzeugen. Dies führt zu dem euphorischen Zustand.

Im Zustand der Ketose bildet der Körper sogenannte Ketonkörper (manchmal auch Ketokörper genannt). Beim Abbau von Fett entsteht die aktivierte Essigsäure. Aus zwei dieser Moleküle bilden sich die Ketonkörper. Diese werden dann zur Energiegewinnung verwendet. Einer dieser Ketonkörper ist Aceton. Du kennst sicherlich den charakteristischen Geruch. Denn Aceton findet zum Beispiel Verwendung als Nagellackentferner. Bei Fastenkuren und bei der ketogenen Ernährung riecht dein Atem nach Aceton.

Für die Umstellung vom normalen Stoffwechsel zum Hungerstoffwechsel benötigt der Körper ein paar Tage. Das liegt daran, dass dem Körper vorerst die notwendigen Enzyme fehlen, mit denen er die neugebildeten Ketonkörper verarbeiten kann. Wenn sich eine gewisse Anzahl an Ketonkörpern angesammelt hat, bildet sich ein Enzym und der Hungerstoffwechsel beginnt.

Kapitel 1.2:
Kurze Einführung in den Fettstoffwechsel

Die ketogene Ernährung macht sich eine besondere Eigenschaft des Fettstoffwechsels zu Nutze. Um den Vorgang zu verstehen, ist es sinnvoll, zunächst den Fettstoffwechsel unter normalen Bedingungen zu betrachten.

Energie liegt im Körper in Form von Adenosintriphosat (ATP) vor. Wie der Name sagt, besteht dieser Stoff aus drei Phosphatgruppen, die sehr energiereich sind. Die bei Stoffwechselvorgängen freiwerdende Energie wird dazu verwendet, um an Adenosindiphosphat (ADP) ein weiteres Phosphat anzuhängen.

Wenn nun im Körper Energie verbraucht wird, wird einfach vom ATP ein Phosphat abgespalten. Ein ebenso einfaches wie wirkungsvolles System. Aus diesem Grund ist bei Stoffwechselvorgängen auch immer wieder von ADP und ATP die Rede.

In den Zellen geschieht der Abbau der Produkte in den Mitochondrien. Manche nennen diese auch die Kraftwerke der Zelle. Fette bestehen aus Glycerin und drei Fettsäuren. Bevor der Abbau der Fetten beginnen kann, muss das Fett in seine Bestandteile zerlegt werden. Danach werden die Fettsäuren in die Mitochondrien transportiert. Da die Zellmembranen selbst aus Fettsäuren bestehen, werden diese an einen weiteren Stoff gebunden. Dieser Stoff nennt sich Carnithin.

In diesem Zustand gelangen die Fettsäuren in die Mitochondrien. Die Energiegewinnung ist im Vergleich zum Zucker sehr einfach. Durch die sogenannte Beta-Oxidation werden die Fettsäuren in aktivierte Essigsäure (Acetyl-CoenzymA) umgewandelt. Dies ist der Ausgang für die weitere Energiegewinnung im Zitronensäurezyklus, dem zentralen Stoffwechselvorgang in den Zellen. Am Ende von vielen unterschiedlichen Reaktionen wird schließlich die energiereiche Verbindung ATP gebildet.

Kapitel 1.3:
Was sind Ketonkörper?

Beim Abbau von Fettsäuren, der Beta-Oxidation, entsteht als Endprodukt aktivierte Essigsäure. Darunter verstehen Mediziner und Biochemiker eine Essigsäure, die mit dem Coenzym A verbunden ist. Beim Hungerstoffwechsel (kataboler Zustand) bilden jeweils zwei Moleküle einen Ketonkörper. Es handelt sich dabei um drei Verbindungen, deren gemeinsames Merkmal ein Sauerstoffatom ist, das mit Kohlenstoff mit einer Doppelbindung verbunden ist. Es handelt sich genauer gesagt um diese drei Verbindungen:

- Acetoacetat
- Aceton
- 3-Hydroxybutyrat

Die Bildung von Ketonkörper erfolgt in der Leber. Bei der Energiegewinnung baut dein Körper die Ketonkörper wieder in aktivierte Essigsäure um. Diese gelangt dann in den Citratzyklus, der schließlich daraus Energie erzeugt.

Kapitel 1.4:
Was ist Ketose?

Wenn dein Körper keine Kohlenhydrate mehr verbrennt, sondern ausschließlich die durch Fettsäuren gebildeten Ketonkörper, nennen Mediziner diesen Zustand Ketose. Dies lässt sich auch messen. Es stehen zwei verschiedene Testverfahren zur Verfügung, die jeweils andere Ketonkörper im Focus haben.

- Acetoacetat lässt sich mit sogenannten Ketosticks messen. Es handelt sich dabei um einfache Teststreifen, welcher die Farbe ändert, wenn sich im Urin Ketonkörper befindet.

- Andere Messgeräte messen 3-Hydroxbutyrat im Blut. Die Messung ist ein wenig teurer, dafür aber auch viel genauer.

Kapitel 2:
Wie läuft eine ketogene Diät genau ab?

Die ketogene Diät ist eine extremere Form der Low-Carb-Ernährung. Bei der Low-Carb-Ernährung reduziert der Abnehmwillige seine Kohlenhydratzufuhr auf etwa mehr als die Hälfte. Statt 120 Gramm Kohlenhydrate pro Tag nimmt er dann nur noch 60 Gramm Kohlenhydrate pro Tag zu sich. Dadurch wird auch der Fettstoffwechsel zwar angekurbelt, eine Ketose entsteht dabei allerdings nicht.

Erst wenn die Menge an Kohlenhydraten unter 50 Gramm pro Tag fällt, bildet sich der gewünschte Stoffwechselzustand. Diesen Wert von 50 Gramm ist in der Literatur oft zu finden. Trotzdem solltest du dich nicht zu starr an diese Größe klammern. Wichtig sind auch die anderen Nährstoffe. Vor allen Dingen die Zufuhr von Fetten musst du erhöhen.

Bei der ketogenen Diät setzt sich die Nahrung meistens folgendermaßen zusammen:

5 % Kohlenhydrate

35 % Proteine

60 % Fett

Wie bei jeder Diät ist es auch hier wichtig, dass du dich an eine bestimmte Struktur hältst. Übergewicht entsteht häufig dadurch, dass du dich nicht an eine bestimmte Ernährungsweise hältst und einfach dann isst, wann du Lust dazu hast. In Wirklichkeit hast du aber kein Hungergefühl, sondern empfindest Ärger, Wut, Langeweile, Traurigkeit oder ein anderes unangenehmes Gefühl. Um diesem "Frustessen" vorzubeugen, solltest du dich an eine bestimmte Anzahl von Mahlzeiten pro Tag gewöhnen.

Von dieser Struktur weichst du einfach nicht ab, egal was passiert. Früher galt unter Ernährungswissenschaftlern die Meinung, dass mehrere Mahlzeiten besser sind. In den letzten Jahren hat hier ein Umdenken der Wissenschaft stattgefunden. Bei einer häufigeren Nahrungsaufnahme ist es wieder der übermäßige Zucker, der sich bei vielen Mahlzeiten negativ auswirkt. Bei jeder Nahrungsaufnahme schüttet die

Bauchspeicheldrüse Insulin aus. Zwar ist der Anteil bei der ketogenen Ernährung geringer, doch ein paar Kohlenhydrate sind in fast jeder Nahrungsaufnahme enthalten. Insulin verhindert allerdings den Fettabbau, was sich bei deiner Diät negativ auswirkt.

Die Nahrungsaufnahme solltest du möglichst gut planen. Das Beste ist, sich die Nahrungsmittel vorzubereiten und diese mit zur Arbeit zu nehmen. Bei der ketogenen Diät ist es aber auch kein Problem, sich die passenden Lebensmittel unterwegs zu besorgen. Was bei einer kohlenhydratreichen Ernährungsweise die Bäckerei ist, ist bei der ketogenen Diät die Metzgerei. Dort gibt es Fleisch und Wurstprodukte, die nur sehr wenige Kohlenhydrate enthalten.

Bei einer ketogenen Diät sind natürlich die anderen Gesetze des Abnehmens nicht außer Kraft gesetzt. Sinnvolles Abnehmen funktioniert nur bei einem Kaloriendefizit. Wenn du abnehmen möchtest, musst du weniger Kalorien zu dir nehmen als du verbrauchst. Überschüssige Energie lagert der Körper als Fett ein. Somit wird der Effekt der ketogenen Ernährung gemindert. Wenn du viel Fett und wenig Kohlenhydrate zu dir nimmst, musst du ganz besonders auf die Menge der Kalorien achten. Fett hat etwas mehr als zweimal so viel Energie wie Eiweiß und Kohlenhydrate. Fett (9,3 Kcal pro Gramm), Eiweiß und Kohlenhydrate jeweils (4,1 Kcal pro Gramm)

Wie bei jeder Diät ist auch hier die Flüssigkeitsaufnahme von großer Bedeutung. In den Fettzellen des Körpers lagern sich viele Giftstoffe. Diese werden beim Fettabbau aus dem Körper geschwemmt. Je mehr Flüssigkeit im Körper vorhanden ist, umso wohler fühlst du dich. Natürlich darfst du beim Trinken keine zusätzlichen Kohlenhydrate zu dir nehmen. Optimal ist Wasser oder ungesüßter/ungezuckerter Kräutertee. Ob du diesem Süßstoff zugefügt werden darf oder nicht, darüber scheiden sich die Geister. Für manchen ist das kein Problem, andere glauben, dass selbst Süßstoff den Fettstoffwechsel behindert.

Kapitel 3:
Vorteile der ketogenen Ernährung

- Durch den Abbau von Kohlenhydraten führt es zu einer effektiven und schnellen Gewichtsabnahme.

- Durch den Abbau von Kohlenhydraten lernt dein Körper Fett als Hauptenergiequelle zu nutzen.

- Ketonkörper heben die Stimmung. Bei der ketogenen Diät erfolgt eine vermehrte Ausschüttung an "Glückshormonen". Wer auf diese Art und Weise abnimmt, fühlt sich richtig wohl. Das ist für die Motivation ein ganz wichtiger Faktor, der nicht vernachlässigt werden darf.

- Die ketogene Diät wirkt sich auch positiv auf andere Krankheiten aus. Ein ganz besonderer Fall ist Krebs. Krebszellen ernähren sich von Zucker. Wenn diese Krebszellen weniger Kohlenhydrate bekommen, werden sie in ihrem Wachstum behindert. Immer mehr Ärzte setzen die ketogene Diät bei dieser lebensgefährlichen Krankheit zur Unterstützung der Therapien ein.

- Auch bei anderen Krankheiten wurde diese Ernährungs- bzw. -Diätform schon erfolgreich ausprobiert. So zeigten sich Erfolge bei der Alzheimer Erkrankung und bei Epilepsie.

Kapitel 4:

Nachteile der ketogenen Ernährung

-Jo-Jo-Effekt: Ein Abbruch der ketogenen Ernährung kann unter Umständen zu einem Jo-Jo-Effekt führen. Darunter verstehen Fachleute eine starke Zunahme des Gewichts nach einer vorherigen Diät. Um das zu vermeiden, musst du die ketogene Diät als eine Lebensweise auffassen. Viele Menschen führen die ketogene Ernährung jahrelang durch, ohne dass sich schädliche Auswirkungen auf die Gesundheit gezeigt hatten.

- Mundgeruch: ein typisches Kennzeichen einer Ketose (Zustand, wenn Fett anstatt Kohlenhydrate als Hauptenergiequelle verwendet wird) ist eventuell auftretender Mundgeruch. Dieser entsteht durch Aceton, einer der drei Ketonkörper. Bei der Energiegewinnung spielt dieser Ketonkörper eine untergeordnete Rolle, er entsteht auch nur in geringem Umfang.

Trotzdem wirkt es sich auf den Atem aus. Dein Atem riecht dann unter Umständen ein wenig nach

Nagellack. Du kannst das nicht verhindern, aber sehr wohl abmildern. Eine gute Mundpflege ist Voraussetzung dazu. Am besten putzt du dir mehrmals am Tag die Zähne und benutzt ein gutes Mundwasser. Ebenso ist eine gute Körperpflege wichtig.

Kapitel 5:

Begriffsabgrenzung: Ketose und Ketoazidose

An dieser Stelle erscheint es mir angebracht, die Begriffe genau abzugrenzen, da sie immer wieder zu Missverständnissen führen. Selbst manche Ärzte können diese Begrifflichkeiten des Öfteren nicht sauber trennen. Das führt immer wieder dazu, dass Ärzte Patienten von dieser Ernährungs- bzw. Diätform strickt abraten, obwohl es für den Abnehmerfolg sehr vielversprechend ist.

Ketose ist - wie erwähnt - der körperliche Zustand, bei dem Ketonkörper (entsteht aus Fettsäuren) anstatt Kohlenhydrate zur Energiegewinnung verwendet werden.

Eine Azidose ist allgemein ausgedrückt eine Übersäuerung des Blutes. Der Säuregehalt wird im pH-Wert gemessen. Je niedriger der pH-Wert ist, desto saurer ist der Stoff. Bei einer Ketoazidose befinden sich zu viel Acetessigsäure und 3-Hydroxybuttersäure im Blut. Dies geschieht durch einen länger dauernden Insulinmangel. Insulin ermöglicht die Aufnahme von Zuckerstoffen in die Zelle. Falls die Aufnahme von Zucker gestört ist, kommt es zu einer verstärken Bildung von Ketonkörper. Diese werden aber nicht in die Zellen aufgenommen, sondern häufen sich im Blut an. Die Folge ist eine Übersäuerung. Meist leiden unter dieser Krankheit Diabetiker. Gelegentlich kommt es auch zur sogenannten Ketoazidose infolge vom zu hohen Alkoholkonsum. Bei der Ketoazidose treten Atembeschwerden, Übelkeit, Erbrechen, ein allgemeines Schwächegefühl und Durst auf. Diese Krankheit muss sofort behandelt werden, da sie sonst tödlich enden kann.

Kapitel 6:

"Gute" und "schlechte" Fette

Bei der ketogenen Ernährung erhöhst du die Aufnahme von Fetten. Zu viel Fett kann zu ernsthaften gesundheitlichen Problemen führen, wenn dabei die falschen Fettsäuren gegessen werden. Vor allem die Erhöhung des Cholesterinspiegels ist ein Problem. Wenn du ständig fettes Schweinefleisch zu dir nimmst, steigt dein Cholesterinspiegel an. Vor allem das LDL-Cholesterin ist besonders schädlich. Es kann zu Arterienverkalkung führen.

Dadurch verschließen sich die Gefäße und das Blut kann nicht mehr ungehindert fließen. Vor allem in sehr engen Gefäßen führt das zu ernsthaften gesundheitlichen Problemen. Gefährdet sind dabei besonders das Herz und das Gehirn. Wenn das Herz nicht mehr mit genügend Blut versorgt wird, kann das zu einem Herzinfarkt führen. Wird das Problem frühzeitig entdeckt, führt der Arzt eine Bypass-Operation durch, um seinen Patienten das Leben zu retten.

Um das zu vermeiden solltest du bei der Diät möglichst pflanzliche Fette zu dir nehmen. Vor allem Rapsöl und Olivenöl enthalten nicht nur kein Cholesterin, sondern haben auch nachweislich gesundheitliche Effekte auf die Gefäße. Gesund sind außerdem Kokosöle. Fisch ist besonders reich an Omega-3-Fettsäuren, die auch gegen die Arterienverkalkung vorbeugen. Wer in Zukunft auf die Kohlenhydrate verzichtet, sollte darauf achten, dass er nur hochwertige Fette zu sich nimmt. Im Internet gibt es hierzu einige Listen. Auch habe ich in dem Buch einige spannende Rezepte zum Nachmachen, die ebenfalls gesunde Fette beinhalten.

Kapitel 7:

Welche Nahrungsmittel sind für eine ketogene Ernährung optimal?

Im Prinzip ist die ketogene Ernährung sehr einfach. Denn geeignete Lebensmittel sind jene, die keine oder nur einen sehr geringen Anteil an Kohlenhydraten enthalten. Die Faustregel lautet hier: Maximal 15g Kohlenhydrate pro 100g Lebensmittel. Nach ein paar Tagen weißt du dann genau, welche Lebensmittel geeignet sind und benötigst somit keine Liste mehr. Natürlich ist die nachfolgende Liste nicht komplett. Sie bietet dir nur einen groben Überblick, um das Prinzip der Lebensmittel für die ketogene Ernährung deutlich zu machen.

Kapitel 7.1:
Diese Nahrungsmittel sind für die ketogene Diät geeignet

Fleisch und Fisch: Bei Fleisch gibt es nur wenige Einschränkungen. Du kannst meiner Meinung nach beim Fleischverzehr ordentlich zulangen. Beim Verzehr von Fischen dürfen es auch die fetten Sorten sein, wie beispielsweise Aal oder Lachs.

Eier: Hier gibt es keine Einschränkungen. Sämtliche Zubereitungsarten sind erlaubt. Nicht zur ketogenen Ernährung passt natürlich ein Omelett mit einer zuckerhaltigen Füllung.

Nüsse: Die meisten Nüsse enthalten Pflanzenfett, aber kaum Kohlenhydrate. Sie sind also optimal für diese Ernährungs- bzw. Diätform geeignet.

Unter anderem dürfen folgende Nüsse verzehrt werden:

- Walnüsse
- Haselnüsse

- Mandeln
- Macadamianüsse

Obst: Obst enthält viel Zucker; sprich Kohlenhydrate! Deshalb sollte Obst nur gelegentlich zu sich genommen werden. Bedenke hierbei die Faustregel von maximal 15g Kohlenhydraten pro 100g Lebensmittel.

Gemüse: Auch Gemüse ist weder gut noch schlecht. Es gibt Sorten, die verhältnismäßig viele Kohlenhydrate enthalten, andere wieder sehr wenig.

Erlaubt sind also unter anderem:

- Gurken
- Salat
- Pilze
- Oliven
- Radieschen
- Spinat
- Zuckerschoten
- Tomaten

Bei Milchprodukten gibt es auch eine große Auswahl. Allerdings ist Milch aufgrund des hohen

Gehalts an Milchzucker nicht zu empfehlen.

Folgende Produkte können in die Lebensmittelliste aufgenommen werden:

- Butter
- Frischkäse
- Griechischer Joghurt
- Parmesankäse und alle anderen fettreichen Käsesorten

Kapitel 7.2:
Diese Nahrungsmittel sind nicht für die ketogene Diät geeignet

Alkohol: Das Alkohol den Fettabbau behindert, ist jedem klar. Wenn doch einmal Alkohol getrunken wird, dann solltest du folgende Alkoholsorten aufgrund des geringeren Zuckeranteils trinken:

- Brandy
- Trockene Weine
- Wodka
- Whisky
- Champagner

Süßes: Süßigkeiten enthalten immer einen sehr hohen Zuckeranteil pro 100g und gehören deshalb auch eigentlich auf die Liste der verbotenen Lebensmittel. Allenfalls ist Zartbitterschokolade mit einem sehr hohen Anteil an Kakao (mehr als 70 Prozent) erlaubt und Honig. Beide aber wirklich nur in geringen Mengen. Honig solltest du am besten nur als Süßstoff verwenden.

Obst: Wie bereits erwähnt, enthält Obst viel Zucker und ist deshalb für eine ketogene Ernährung nur bedingt geeignet.

Gemüse: Nur in geringen Mengen sind Kürbis, Karotten und Süßkartoffeln erlaubt.

Kapitel 8:

Beispiele für ketogene

Ernährungsformen

Es gibt einige Diäten, die einer ketogenen Ernährung sehr nahekommen. Diese haben alle gemeinsam, dass sie die Zufuhr an Kohlenhydrate drastisch einschränken. In der Durchführung der Ernährungs- bzw. Diätform gibt es allerdings einige Unterschiede. Im Nachfolgenden werde ich dir einige kohlenhydratreduzierte Formen vorstellen.

Kapitel 8.1:
Die Atkins-Diät

Die Atkins-Diät verläuft in drei Phasen. Anfangs ist der Kohlenhydratanteil pro Tag sehr gering. Später steigt er ein wenig an. Zunächst sollst du bei der Atkins-Diät an Gewicht verlieren. Wenn du deine Ziele erreicht hast, stellst du deine Ernährung entsprechend um. Diese sollst du nun für den Rest deines Lebens beibehalten. Da du deine Ernährung dauerhaft umstellt, kommt es nicht zum gefürchteten Jo-Jo-Effekt.

Bei der Atkins-Diät musst du keine Kalorien zählen. Ebenso wenig ist ein Sportprogramm vorgesehen. Die Erfolge erreicht die Atkins-Diät ausschließlich durch die Ernährungsform.

Konkret sehen die einzelnen Phasen so aus:

Du beginnst mit Phase I, die 14 Tage dauert. Atkins nennt diese Phase Einleitungsdiät. Die Menge der Kohlenhydrate beträgt dabei 20g pro Tag. Optimale Lebensmittel sind Fleisch und Eier, denn diese liefern eine gute Kombination an Aminosäuren (Eiweißbausteinen). Kohlenhydrate sollst du nur in Form von Salat und Gemüse zu dir nehmen. Aufgrund der vielen Ballaststoffe kurbeln sie die Verdauung an. Brot und Nudeln sind natürlich verboten. Optimal ist es, wenn du dich während der Atkins-Diät von einem Arzt begleiten lässt. Dieser kann deine Blutwerte messen und feststellen, wann du im Zustand der Ketose (Zustand, an dem Fett anstatt Kohlenhydrate als Energiequelle verwendet wird) angekommen bist.

Die Phase II nennt Atkins grundlegende Reduktionsdiät. Du darfst jetzt mehr Kohlenhydrate essen. Jetzt erhöhst du die Menge an Kohlenhydraten jeden Tag um 5 Gramm. Außerdem musst du dein Gewicht kontrollieren. Die Erhöhung der Kohlenhydrate führst du so lange durch, bis du nicht mehr abnimmst. Wenn du diesen Punkt erreicht hast, reduzierst du die Menge an Kohlenhydrate wieder um 5 Gramm. Bei den meisten Menschen liegt die Menge an Kohlenhydrate für die dauerhafte Ernährung zwischen 40 und 60 Gramm pro Tag.

Die Phase III heißt Vor-Erhaltungsdiät. Nun kannst

du die Menge an Kohlenhydrate um 10 Gramm pro Tag erhöhen. Vom Durchhaltevermögen ist diese Phase III die Schwierigste, da der Körper schon einiges bis jetzt mitmachen musste.

In der Phase IV stellst du deine Ernährungsweise vollkommen um. Nun geht es darum, eine gesunde Mischkost aufzubauen. Nun isst du viel Obst, Gemüse, Fisch und Fleisch. Brot und Teigwaren sind und bleiben weiterhin natürlich verboten.

Kapitel 8.2:
Die Anabole Diät

Diese Diätform läuft in zwei Phasen ab. Ein Durchgang dauert zwischen 6 und 8 Tagen, danach beginnst du wieder von vorne.

Zunächst fährst du deine Zufuhr an Kohlenhydrate drastisch zurück. Mehr als 5 Gramm solltest du am Tag nicht zu dir nehmen. 60 Prozent der Nahrung besteht aus Fett, 30 bis 35 Prozent aus Eiweiß. Außerdem ist es wichtig, dass du deine Kalorien kontrollierst; also zählst.

Obwohl deine Mahlzeiten sehr kalorienreich ausfallen können, musst du darauf achten, dass die Menge der Kalorien unter deinem persönlichen täglichen Kalorienbedarf liegt. Diese erste Phase dauert 5 bis 6 Tage. Mithilfe eines Kalorienrechners im Internet kannst du deinen Kalorienbedarf pro Tag ausrechnen.

Nun folgt eine zweite Phase, die ein oder zwei Tage dauert. Nun änderst du deine Nahrungsaufnahme grundlegend. Du nimmst 60 Prozent Kohlenhydrate zu dir. An Eiweiß zwischen 10 und 15 Prozent, 30 bis 40 Prozent sollen aus Fett bestehen. In dieser Phase füllst du deinen Glykogenspeicher wieder auf und regst das Muskelwachstum an.

Nun beginnst du wieder mit der ersten Phase und so weiter. Du kannst mit dieser Diät bis zu einem Kilogramm in der Woche abnehmen. Trotz des starken Gewichtsverlustes bleibt die Muskelmasse weitestgehend erhalten.

Kapitel 9:
Kurzfristige Diät oder
Ernährungsumstellung?

Viele Menschen, die abnehmen wollen, machen einen großen Fehler: Für sie steht das Erreichen eines Ziels im Vordergrund. Sie stellen sich jeden Tag auf die Waage und wenn sie ihr Wunschgewicht erreicht haben, fallen sie schnell in die alten Ernährungsgewohnheiten zurück. Wenn du bisher immer mit dem sogenannten Jo-Jo-Effekt zu kämpfen hattest, dann liegt die Ursache oft in dieser Denkweise. Wenn du die Diät in einem vorher und nachher Schema presst, dann ist die Gewichtszunahme vorprogrammiert.

Fasse die ketogene Diät als deine neue Lebensform auf. Du brauchst daran nichts zu ändern, allenfalls musst du sie ein wenig modifizieren. Es gibt viele Menschen, die leben jahrelang mit dieser Diät und fühlen sich gut dabei. Die ketogene Diät ist nicht nur bei Übergewicht wirksam, sondern auch bei vielen chronischen Krankheiten, wie zum Beispiel Epilepsie. Diese Krankheiten werden durch die ketogene Diät zwar nicht geheilt, jedoch sehr gut abgemildert. Diese Patienten ernähren sich ihr ganzes Leben lang kaum von Kohlenhydraten. Mache es ihnen einfach nach und stelle deine Ernährung dauerhaft um.

Vielleicht kommt dir jetzt die Szene vor Augen, dass du irgendwann spindeldürr bist. Keine Angst. Dein Körper nimmt nicht zu stark ab, solange du dich weiterhin vernünftig ernährst. Wenn du mit der Diät anfängst, stellst du fest, dass du aufgrund der Entleerung deiner Glykogenvorräte sehr schnell abnimmst. Ein oder zwei Kilo in der Woche sind keine Seltenheit.

Je näher du dich deinem Idealgewicht näherst, umso langsamer nimmst du natürlich ab. Solltest du unter einem bestimmten Gewicht fallen oder du hältst diese Ernährungs- bzw. Diätform nicht durch, dann steigerst du einfach die Menge an Kohlenhydraten pro Tag, sodass es für dich erträglich ist. Wenn du mehr Kalorien zu dir nimmst, dann stoppt deine Gewichtsabnahme. Also, beginne heute mit der ketogenen Diät!

Kapitel 10.1:

Rezepte für das Frühstück

Rührreier auf französische Art

Folgende Zutaten benötigst du für diese lockeren und saftigen Rührreier

2 EL Butter oder Kokosöl

6 große Eier

2 Kirschtomaten, kleingeschnitten

½ TL Salz

½ TL Pfeffer

2 EL saure Sahne oder Crème Fraîche

120g Lachs

Zunächst das Öl bzw. die Butter in einer Pfanne erhitzen. In der Zwischenzeit die Eier aufschlagen und mit den kleingeschnittenen Tomaten vermischen. Mit Salz und Pfeffer abschmecken. Die Eier in die Pfanne geben und fest werden lassen. Dabei ständig rühren. Danach die saure Sahne oder Crème Fraîche unterrühren. Zum Schluss den Lachs hinzugeben.

Frühstückspizza ohne Milch

Zutaten für 4 Personen:

Für den Boden:
8 große Eier
½ Packung Backpulver
2 TL Pizzagewürz
Gehackte italienische Kräuter

Für den Belag:
Tomatenmark
6 Scheiben gekochten Schinken
500g Mozzarella

Zunächst den Backofen vorbereiten. Optimal ist eine hohe Pfanne (Durchmesser etwa 20 cm) oder ein kleines Backblech mit einem hohen Rand. Die Eier trennen und steif schlagen. Danach das Eigelb schaumig rühren und unter die Eiweißmasse heben. Danach die Eiermischung auf das Backblech geben und etwa 18 Minuten bei 170 Grad backen. Danach aus dem Ofen nehmen und mit Öl bestreichen.

Für die Pizzasoße einfach das Tomatenmark mit etwas Wasser verrühren und auf den Boden streichen. Nun den Schinken darauf verteilen. Den Käse klein schneiden und auf die Pizza legen. Nun die Pizza weitere 5 bis 7 Minuten backen, bis der Käse zerlaufen ist.

Kapitel 10.2:
Hauptgerichte

Panierte Hähnchenbrust auf gemischtem Salat

Du brauchst für vier Personen folgende Zutaten:

50g feingehackte Pistazien
4 Hähnchenbrustfilets (ca. 500g)
2 Eier
1 grünen Salatkopf
4 Tomaten
1 Gurke
Essig und Öl für das Dressing
Salz und Pfeffer

Ein zu panierendes Schnitzel scheint auf den ersten Blick nicht zur ketogenen Diät zu passen. Bei diesem Rezept besteht die Panade allerdings nicht aus Semmelbrösel, sondern aus feingehackten Pistazien. Falls diese noch nicht gehackt sind, ist es deine erste Aufgabe, sie möglichst fein zu hacken.

1. Das Hähnchenbrustfilets mit dem Fleischklopfer behandeln, damit es schön flach ist. Danach salzen und pfeffern. Die Eier in einem tiefen Teller verquirlen und dann das Fleisch hindurchziehen. Jetzt in einen zweiten Teller die gehackten Pistazien anrichten und das Schnitzel auch hier durchziehen (panieren). Gib nun etwas Öl in eine Pfanne und brate die Hähnchenschnitzel knusprig braun. In der Zwischenzeit kannst du den Salat zubereiten.

2. Den Salat waschen und die Einzelteile in mundgerechte Stücke teilen. Du kannst auch einen anderen Salat verwenden. Einfach diesen mit Olivenöl und Balsam-Essig beträufeln, mit Salz und Pfeffer würzen.

Lachs mit Soße Béarnaise und Brokkoli

Brokkoli gehört nicht gerade zu dem beliebtesten Gemüse. Vollkommen zu unrecht. Ist er gut zubereitet, schmeckt er einfach köstlich, hat wenige Kohlenhydrate und ist sehr gesund.

Folgende Zutaten benötigst du für 4 Personen:

4 Lachsfilets (ca. 500g)

2 Köpfe Brokkoli

100g Spinat

7 Esslöffel Olivenöl

4 Eigelbe

1 Zitrone

2 Schalotten

150g Butter

Salz und Pfeffer

Zubereitung (Dauer etwa 40 Minuten):

1. Den Ofen auf 180 Grad vorheizen. Den Brokkoli waschen und klein teilen. Danach auf einen Backblech in den Ofen schieben und dort garen.

2. Olivenöl in der Pfanne erhitzen und den Lachs darin von allen Seiten anbraten. Nicht zu lange, denn der Lachs sollte noch nicht gar sein. Nun den Lachs zu dem Brokkoli in den Ofen geben und fertig garen.

3. Den Spinat in einer Pfanne einfach erhitzen. Das dauert nur ein paar Minuten, denn der Spinat fällt

nach kurzer Zeit zusammen.

4. Nun die Soße Béarnaise zubereiten. Das erfordert ein bisschen Fingerspitzengefühl. Zunächst die Zitrone auspressen, danach die Schalotten schälen und in kleine Stücke zerteilen. Eigelb, Zitronensaft, Salz, Pfeffer und die Schalotten in den Mixer geben. Nun die Schalotten zerkleinern. Jetzt die Butter vorsichtig schmelzen. Den Ofen dabei nicht zu hochschalten, denn die Butter soll nicht verbrennen. Den Mixer auf kleine Stufe schalten und die zerlassene Butter langsam zu der Mischung geben. Die Soße dickt langsam ein.

5. Danach holst du den Lachs und den Brokkoli aus dem Ofen und richtest alles zusammen mit der Sauce auf einen Teller an.

Gegrillte Forelle

Du benötigst folgende Zutaten für sechs Personen

Für den Fisch:
2 ausgenommene Forellen
Abgeriebene Schale von 2 Zitronen

Salz

Pfeffer

2 El Öl

Für die Soße

4 EL Butter oder Kokosöl

1 Zwiebel

2 Tomaten

2 Stängel frischer Thymian

1 Zitrone

1 EL Brühe

Abgeriebene Schale von einer Zitrone

Auf dem ersten Blick wirkt das Rezept ein wenig schwierig, ist es aber nicht. Probiere es einfach aus. Du wirst sehen, es ist ganz einfach und die Forellen schmecken einfach köstlich.

1. Du beginnst mit der Soße: Die Butter in einem Topf erhitzen, die Zwiebeln in Ringe schneiden und hinzugeben. Diese nun 10 Minuten dünsten, bis sie glasig sind. Die kleingeschnittenen Tomaten, den Thymian und die Zitronenscheiben hinzugeben. Das Ganze weitere 10 Minuten dünsten. Immer wieder umrühren.

2. Nun die Brühe hinzugießen und bei starker Hitze auf die Hälfte einkochen. Die Brühe durch ein Sieb in einen Topf gießen.

3. Nun die Soße weitere 20 Minuten bei geringer Hitzezufuhr köcheln lassen. Mit Salz und Pfeffer abschmecken und warm stellen.

4. Nun die Grill-Funktion im Backofen einschalten.

5. Die Forellen von beiden Seiten tief einschneiden. Die Innenseite mit der abgeriebenen Zitronenschale, Salz und Pfeffer würzen.

6. Nun die Forellen von beiden Seiten 7 bis 8 Minuten im Backofen grillen lassen.

Burger aus Tomaten und Parmesan

Ein kleines, aber feines Gericht, das sich sowohl als Hauptspeise als auch zum Frühstück eignet.

Zutaten für 4 Personen:

4 EL Kokosöl

2 große Eier

100g geriebener Parmesan

1 oder 2 große rote, gelbe oder grüne Tomate, nach
Belieben

1. Zunächst das Kokosöl in einer Pfanne erhitzen

2. Eier in einem Teller verquirlen

3. Den Parmesan in einen weiteren Teller geben

4. Die Tomaten in dicke Scheiben schneiden.
Zunächst in der Eimasse, dann im Parmesan
wenden und etwas andrücken. Die Tomaten müssen
von beiden Seiten vom Käse bedeckt sein.

5. Nun die Burger in der Pfanne braten, bis der Käse
goldgelb ist und anschließend sofort servieren

Hackbraten

Nun ein Klassiker, der sehr gut zur ketogenen
Ernährung passt. Es lohnt sich davon eine größere
Portion herzustellen. Reste kannst du einfrieren und

dann mit in die Arbeit nehmen.

Du brauchst folgende Zutaten für 8 Personen:

1 EL Butter

1 klein gewürfelte Zwiebel

1 TL Meersalz

1 kg Rinderhackfleisch

2 große Eier

100g frische Champignons

60 ml Tomatensoße (siehe unten)

30g Hartkäse

8 Scheiben Frühstücksspeck

Tomatenmark

1. Zunächst den Backofen auf 200 Grad vorheizen

2. Dann in einer Pfanne die Butter erhitzen, Zwiebeln und Salz hinzugeben und glasig dünsten. Die Zwiebeln in eine Schüssel geben und abkühlen lassen

3. Das Hackfleisch mit Eiern, Pilzen, Käse, Tomatensauce und abgekühlten Zwiebeln vermischen.

4. Die Hackmasse in eine Kastenform geben und mit den Speckscheiben belegen. Die Enden dabei in die Hackmasse stecken, denn sonst wölbt sich der Speck.

5. Den Hackbraten etwa eine Stunde backen. Danach aus dem Ofen nehmen und eine viertel Stunde ruhen lassen.

6. Jetzt aus der Form stürzen und mit Tomatensauce servieren.

Zubereitung der Tomatensauce:

Die einfachste Möglichkeit, eine leckere Tomatensauce zuzubereiten geht folgendermaßen:

Du nimmst Tomatenmark aus der Tube und verrührst diese einfach mit Wasser. Nun nur noch Gewürze, Salz und Pfeffer hingeben und schon ist die leckere Soße fertig. Ganz ohne Mehl und andere Verdickungsmittel.

Hinweis: Du kannst aus diesem Rezept auch kleine Hacktörtchen machen. Einfach statt einer großen

Auflaufform kleine Muffinformen verwenden.

Hühnchen mit Zucchini-Spaghetti

Zutaten für 4 Personen:

4 Hähnchenschenkel mit Haut
Kokosöl
Salz und Pfeffer

Für die Sauce:
5 EL Butter
2 Paprikaschoten in verschiedenen Farben
1 klein geschnittene Zwiebel
100g Champignons, geviertelt
180 ml Brühe, instant
80g Doppelrahmfrischkäse
2 Eigelbe
1 EL Zitronensaft
½ TL Paprikapulver
2 Zucchini
Salz und Pfeffer

1. Zunächst die Hähnchenschenkel mit Salz und

Pfeffer würzen und dann in der Pfanne braten. Die Schenkel dabei mehrmals wenden. Das dauert ungefähr 20 Minuten. Wenn sie gar sind, die Schenkel vom Herd nehmen und beiseite stellen.

2. Für die Sauce: Die Butter in einen Topf erhitzen, bis sie anfängt zu schäumen und braun wird. Nun die Hitze reduzieren. Nun Paprika, Zwiebeln und die Pilze hinzugeben und alles in etwa 8 Minuten weich garen.

3. Die Brühe mit dem Frischkäse vermischen und glattrühren und unter das Gemüse heben.

4. Nun mit dem Quirl Eigelb, Zitronensaft und Paprika verquirlen. 100ml Sauce aus dem Topf nehmen und langsam in das Eigelb fließen lassen.

5. Jetzt die Eigelbmischung in die Sauce rühren. Die Sauce darf nicht zu heiß sein, da sie sonst gerinnt. Nun zwei Minuten weiterrühren, bis die Sauce eindickt.

6. Das Hühnerfleisch vom Knochen ablösen und in kleine Stücke schneiden. Dieses nun in die Gemüsesauce geben und zusammen erwärmen.

7. Die Zucchini in feine Streifen schneiden. Die Zucchini auf vier Teller anrichten und die Hähnchensauce darüber geben.

Kapitel 10.3:

Süßspeisen

Zucker gehört natürlich nicht im Übermaß zu einer ketogenen Ernährung. Wer trotzdem auf Süßes nicht verzichten mag, dem stehen einige Zuckerersatzstoffe zur Verfügung. Diese schmecken zwar süß, haben aber nicht die negativen Eigenschaften vom Einfachzucker. In den folgenden Rezepten werden Xylit und Erythrit verwendet. Beide sind im Internet oder im Reformhaus problemlos zu bekommen.

Himbeerkuchen ohne Mehl

Wenn du denkst mit der ketogenen Ernährung gäbe es keinen Kuchen mehr, dann hast du dich geirrt. Es gibt sehr gute Rezepte für Kuchen, die ohne Mehl auskommen und perfekt zu deiner neuen Ernährungsform passen.

Hier ein Rezept für vier Personen.

100g Butter

5 Eier

20g Xylit

180g Mandeln

1 Teelöffel Vanillezucker

1 Päckchen Backpulver

100g Sahne

600g Himbeeren

1 Packung Tortenguss

Etwas Xylit für den Tortenguss

1. Zunächst den Backofen auf 180 Grad vorheizen. Die Butter schmelzen lassen. Bitte auf die Temperatur achten. Nicht zu hoch einschalten, denn sonst besteht die Gefahr, dass die Butter verbrennt.

2. Jetzt die Eier trennen und das Eiweiß steif schlagen. Es darf sich kein Eigelb im Eiweiß befinden, denn das Fett im Eigelb verhindert, dass das Eiweiß die richtige Festigkeit bekommt. Wenn du die Schüssel umdrehen kannst und es läuft kein Eiweiß aus, dann passt die Festigkeit.

3. Das Eigelb mit 180 Gramm Xylit vermischen und schaumig rühren. Sahne und Butter hinzugeben. Die Mandeln mit Backpulver vermischen und zum Eigelb geben. Jetzt das Eiweiß unterheben. Bitte nur sehr vorsichtig rühren, denn es soll nicht zusammenfallen.

4. Eine Springform gut mit Backpapier auslegen und den Rand einfetten. Die Masse einfüllen und 30 Minuten backen. Danach den Tortenboden auskühlen lassen und aus der Springform lösen. Den Tortenboden eine Nacht aufbewahren.

5. Du kannst nun den Tortenboden ganz normal mit den Früchten belegen. Den Tortenguss nach Packungsbeilage vorbereiten und auf die Früchte geben. Den Himbeerkuchen schneiden und servieren.

Selbstverständlich sind auch andere Früchte möglich. Dieser Tortenboden ohne Mehl dient als Grundlage für andere Torten. Verwende das Rezept ruhig zweimal oder dreimal. Fülle den Boden mit einer Sahne- oder Buttercreme und du kannst eine Torte damit zubereiten. Deiner Fantasie sind dabei keine Grenzen gesetzt.

Brownies

Erneut ein Klassiker, der ein wenig abgewandelt wurde, damit er zu den Grundsätzen einer ketogenen Ernährung passt.

Für den Teig:
Fett für die Backform
160ml Kokosöl oder Butter
200g Kuvertüre
300g Erythrit
Mark einer Vanilleschote
5 große Eier
Etwas Salz

Für die Schokochips:
70g Kakaobutter
110g dunkle Kuvertüre, zerkleinert
5 EL Erythrit
1 TL Vanilleextrakt

Für die Glasur:
250g Butter
3 EL Erythrit
1 TL Steviaextrakt
250g Doppelrahmfrischkäse

100ml ungesüßte Mandelmilch

1. Zunächst den Backofen vorheizen und die Form einfetten. Du kannst entweder ein normales Brownie-Backblech oder eine Springform verwenden.

2. Für den Teig erwärmst du die Butter oder das Kokosöls und fügst die Kuvertüre in kleinen Portionen hinzu. Danach Erythrit, Vanillemark und Salz unterrühren. Im Kühlschrank abkühlen lassen.

3. Das Eiweiß steif schlagen und das Eigelb unterrühren.

4. Nun die abgekühlte Masse unter das Eiweiß geben und auf das Backblech aufstreichen

5. Nun den Teig etwa 20 Minuten backen

6. In der Zwischenzeit ein Backblech mit Backpapier auslegen.

7. Für die Schokochips die Kuvertüre und die Kakaobutter in einem Wasserbad erhitzen und

schmelzen lassen. Ständig rühren und dabei das Erythrit und das Vanilleextrakt hinzugeben.

8. Du kannst die Masse entweder auf Backpapier aufspritzen oder aufstreichen und danach backen.

9. Nun bereitest du die Glasur zu. Die Butter in einen Topf erhitzen und dabei immer umrühren. Erythrit und Steviaextrakt hinzugeben und 5 Minuten weiterrühren. Nun die Mandelmilch und den Doppelrahmfrischkäse hinzugeben und bei kleinerer Temperatur weiterrühren. Die Masse 20 Minuten im Kühlschrank auskühlen lassen und danach die Schokochips unterheben.

10. Die Brownies in kleine Stücke schneiden und mit Glasur überziehen.

11. Wenn du die Brownies mit einer Glasur überziehst, sollten sie möglichst sofort verzehrt werden. Falls du diese auf Vorrat vorbereiten willst, ist es zu empfehlen, dass du die Brownies und die Glasur getrennt aufbewahrst und sie erst kurz vor dem Servieren vereinst.

Kapitel 11:
Das Leben mit der ketogenen Ernährung

An dieser Stelle folgt bei den meisten Diätbüchern eine umfangreiche Liste von Ernährungsplänen. Darauf wurde ganz bewusst verzichtet, denn Ernährungspläne engen dich zu sehr ein. Die ketogene Ernährung hat den Vorteil, dass sie wirklich sehr einfach ist. Du musst einfach nur Kohlenhydrate weglassen.

Wenn du unterwegs bist und ein Schnellimbiss lockt mit seinen Burgern, dann gehst du „eiskalt" daran vorbei. Eine Ecke weiter findest du eine Metzgerei oder einen Supermarkt. Dort gibt es leckeren Schinken. Dort kannst du dir ein paar Gramm kaufen und ihn genießen. So einfach funktioniert die ketogene Diät.

Wenn du deine Ernährung nicht dem Zufall überlassen willst, dann bereitest du dir einfach deine Mahlzeit für den Tag vor. Vor allem wenn du in der Kantine isst, fällt die Auswahl manchmal nicht leicht. Viele Mahlzeiten enthalten Kohlenhydrate. Wenn du dir in einer praktischen abschließbaren Tupperbox einen Hackbraten mitnimmst, ist das ein optimales Mittagessen.

Wie weiter oben erwähnt, ist es sehr wichtig, dass du dich an eine bestimmte Anzahl von Mahlzeiten hältst. Das ist aufgrund des Insulinausstoßes (hemmt Fettabbau) viel wichtiger als irgendein bestimmter Diätplan. Wenn du dennoch einen ketogenen Diätplan erstellt haben möchtest, dann schreibe mir eine kurze E-Mail mit dem Stichwort: Keto. Denn es werden zum späteren Zeitpunkt entsprechende Diätpläne erstellt.

Kapitel 12:
Ketogene Ernährung und Sport

Vielleicht gehörst du auch zu den Menschen, die glauben, die Lösung ihres Übergewichts liege im Sport. Meist ist das aber keine Lösung. Natürlich kannst du durch Sport dein Gewicht reduzieren. Dazu musst du aber sehr viel trainieren.

Es gab vor ein paar Jahren einen bekannten deutschen Politiker, der übergewichtig war und dann für einen Marathonlauf trainierte. Als er aber dann nicht mehr zum Laufen kam, weil er Außenminister wurde, hat er rapide an Gewicht zugelegt.

Wenn du zum Beispiel ebenfalls das nächste Jahr einen Marathon laufen willst, dann wirst du vor dem Start sicherlich dein Idealgewicht erreicht haben wollen. Durch die vielen Trainingseinheiten verbrauchst du so viel Energie, dass du ganz von selbst an Gewicht verlierst.

Trotzdem kann Sport in Maßen sehr nützlich sein. Es kurbelt deinen Fettstoffwechsel zusätzlich an und du fühlst dich einfach wohler. Zu empfehlen sind Ausdauersportarten. Vor allen Dingen Walking, Jogging und Schwimmen eignen sich sehr gut. Laufen solltest du aber erst, wenn du ein wenig an Gewicht verloren hast. Grund hierfür ist, dass das Laufen sehr gelenkbelastend ist. Bei entsprechendem Übergewicht schadest du dir also selbst, wenn du läufst.

Nützlich ist auch Krafttraining. Du musst keine Muskelpakete aufbauen, aber Muskeln bauen auch Fett ab und das hilft dir wiederum beim Abnehmen.

Kapitel 13:
Ich bin rückfällig geworden - was nun?

Zum Schluss noch einen Punkt, der natürlich bei jeder Diät oder Lebensform eine Rolle spielt. Du bist bei Freunden eingeladen. Es lockt das Küchenbuffet und du kannst nicht wiederstehen. Am Abend kommt dann der Katzenjammer. Du fühlst dich schlecht, denn deine Diät hast du vollkommen vergessen.

Das ist wohl den meisten Menschen schon einmal während einer Diät passiert. Aber das ist kein Grund zu verzweifeln. Auf gar keinen Fall darfst du die ketogene Diät jetzt aufgeben. Wenn du einmal zu viel Kohlenhydrate zu dir genommen hast, dann ist das überhaupt kein Problem. Schwierig wird es erst, wenn du nicht aufhören kannst und wieder in deine alten Gewohnheiten zurückfällst.

Der bekannte Motivationstrainer Dale Carnegie schrieb in seinem bekannten Buch "Sorge dich nicht lebe!", dass du jeden Tag wie ein neues Leben anfangen sollst. Dieser Spruch sollte dir für solche Fälle ein Wegweiser sein. Wenn du heute "gesündigt" hast, dann hake das ab und setze morgen die ketogene Diät fort.

Kapitel 14:
Fazit und Ausblick

Mit der ketogenen Ernährung hast du eine wirksame Strategie in die Hand bekommen, um dein Gewicht dauerhaft zu reduzieren. Dabei handelt es sich nicht um eine auf ein paar Wochen beschränkte Diät. Du kannst diese Ernährungsweise für den Rest deines Lebens durchführen und fühlst dich auch noch sehr wohl dabei. Nach ein paar Wochen oder Monaten stellt sich dein gewünschtes Gewicht ein. Du musst jetzt nur einfach mit deiner Ernährungsweise weitermachen.

Dieses E-Book kann natürlich nur einen kleinen Ausschnitt darstellen und du stehst am Anfang einer faszinierenden Reise. In den nächsten Wochen musst du dich mit den verschiedenen Lebensmitteln auseinandersetzen. Wähle nur diese auch, die dir wirklich schmecken und für diese ketogene Ernährung geeignet sind. Auf gar keinen Fall solltest du dir irgendwelche Lebensmittel versagen. Wenn du gerne ein Bier trinkst, dann tue das ohne Reue und mit Genuss. Auch wenn das nicht zur ketogenen Ernährung passt, ist das durchaus erlaubt. Du hast mit diesem Buch genug Material bekommen, um mit deinem Abnehmerfolg zu beginnen.

Meine Empfehlung

Um dir mehr Infos als in diesem Buch zu bieten, empfehle ich dir nachfolgend eine **Webseite** auf der du 2 Fragen zum Thema Abnehmen **komplett kostenlos** beantwortet bekommst.

Klicke hierzu einfach jetzt auf den nachfolgenden Link und stelle dort deine 2 Fragen:

http://www.erfolgreiche-fettverbrennung.de/u1/

Haftungsausschluss

Der Inhalt dieses Buchs wurde mit großer Sorgfalt geprüft und erstellt. Der Autor übernimmt keinerlei Gewähr für die Aktualität, Korrektheit, Vollständigkeit oder Qualität der bereitgestellten Informationen und weiteren Informationen.

Es wird keine juristische Verantwortung oder Haftung für Schäden übernommen, die durch kontraproduktive Ausübung oder durch Fehler des Lesers entstehen. Es kann auch keine Garantie für Erfolg übernommen werden.

Der Autor übernimmt daher keine Verantwortung für das Nicht-Erreichen der im Buch beschriebenen Ziele.

Dieses Buch enthält Links zu anderen Webseiten. Auf den Inhalt dieser Webseiten haben wir keinen Einfluss.

Deshalb kann auf den dortigen Inhalt auch keinerlei Gewähr übernommen werden. Die verlinkten Seiten wurden zum Zeitpunkt der Verlinkung auf mögliche Rechtsverstöße überprüft.

Rechtswidrige Inhalte konnten zum Zeitpunkt der Verlinkung nicht festgestellt werden. Für die Inhalte der verlinkten Seiten ist ausschließlich der jeweilige Anbieter oder Betreiber der Seiten verantwortlich.

Das **Copyright** für veröffentlichte, vom Autor selbst erstellte Bilder, Grafiken, Tondokumente, Videosequenzen und Texte bleibt **allein beim Autor** des Buchs.

Eine Vervielfältigung oder Verwendung der Bilder, Grafiken, Tondokumente, Videosequenzen und Texte in anderen elektronischen oder gedruckten Publikationen ist ohne ausdrückliche Zustimmung des Autors nicht gestattet.

Der Autor behält es sich ausdrücklich vor, Teile der Seiten oder das gesamte Angebot ohne gesonderte Ankündigung zu verändern, zu ergänzen, zu löschen oder die Veröffentlichung zeitweise oder endgültig einzustellen.

Impressum

Veröffentlicht durch
Marco Reuter
Vinnhorster Weg 81
30419 Hannover

E-Mail: marco.reuter92@gmail.com

ISBN-13: 978-1543257625
ISBN-10: 1543257623